I0072505

LA
SANTÉ POUR TOUS
SANS FRAIS

Séb. **KNEIPP**

Son nouveau Traitement par l'Eau froide
et par l'Hygiène naturelle.

CONSIDÉRATIONS SCIENTIFIQUES SUR LESQUELLES REPOSE CE TRAITEMENT
OU ESSAI DE MÉCANIQUE PHYSIOLOGIQUE
EN RAPPORT AVEC LE SANG, SA CIRCULATION ET SON ÉTAT DYNAMIQUE
SOUMIS A L'ACTION DE L'EAU FROIDE
ET D'APPLICATIONS DIVERSES CHAUDES ET FROIDES

par

A. SANDOZ

INGÉNIEUR

Plus on observe, plus on simplifie
et plus on s'approche de la vérité.
X...

Voyant les bons médicins donner tel ordre à la partie prophylac-
tique et conservatrice de santé en
leur endroit. qu'ilz n'ont besoin de
la thérapeutice et curative par médicaments.
RABELAIS III. 29.

PARIS
EN VENTE : Chez l'Auteur : 1, rue Lincoln
et chez les principaux Libraires.

1891

Te 158
99

droits de traduction et de reproduction réservés.

LA
SANTÉ POUR TOUS
SANS FRAIS

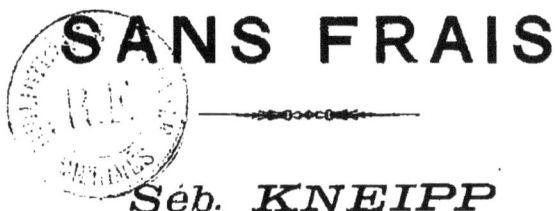

————— ◆◆◆ —————

Séb. *KNEIPP*

Son nouveau Traitement par l'Eau froide
et par l'Hygiène naturelle.

~~~~~~~~~~~

CONSIDÉRATIONS SCIENTIFIQUES SUR LESQUELLES REPOSE CE TRAITEMENT
OU ESSAI DE MÉCANIQUE PHYSIOLOGIQUE
EN RAPPORT AVEC LE SANG, SA CIRCULATION ET SON ÉTAT DYNAMIQUE
SOUMIS A L'ACTION DE L'EAU FROIDE
ET D'APPLICATIONS DIVERSES CHAUDES ET FROIDES

par

A. SANDOZ

INGÉNIEUR

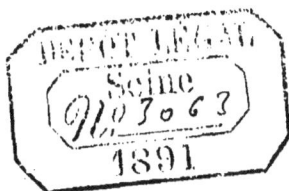

Plus on observe, plus on simplifie
et plus on s'approche de la vérité.
X···

—

Voyant les bons médicins donner tel ordre à la partie prophylac-
tique et conservatrice de santé en
leur endroit, qu'ilz n'ont besoin de
la thérapeutice et curative par médicaments.
RABELAIS III. 29.

————— ✽✽✽ —————

PARIS
EN VENTE : Chez l'Auteur : 1, rue Lincoln.
et chez les principaux Libraires.

1891

——

Tous droits de traduction et de reproduction réservés.

M. Séb. KNEIPP,

Worishofen

Monsieur,

Lorsque je vous fis part de mon désir de chercher à faire connaître en pays français et à répandre le plus possible votre nouvelle méthode de traitement par l'eau froide, vous ne m'avez pas caché le plaisir extrême que vous en éprouviez et m'avez engagé à suivre vos consultations. Je l'ai fait dans la mesure que me permettaient mes forces encore peu consolidées au début de mon traitement. Je voyais autour de moi des résultats remarquables, et une question m'a préoccupé avant tout : la relation qui devait forcément exister entre la science et vos procédés nouveaux dont les résultats étaient surs et précis.

Je suis arrivé, j'ose le croire, au résultat que j'ai cherché. Permettez moi de vous faire l'hommage de ce travail avec l'expression de toute ma reconnaissance pour le bien que vous m'avez fait et l'assurance de ma haute estime et de ma considération distinguée.

A. SANDOZ,
INGÉNIEUR
1, rue Lincoln.

Paris, Juin 1891.

La Santé pour tous sans Frais

I

A notre époque de tension scientifique les recherches semblent avoir atteint un point maximum. Il paraîtra incroyable, impossible même qu'un système nouveau et complet, à la fois naturel et simple, ait pu surgir dans un domaine où des travaux si variés se sont faits, où tant d'intérêts divers sont en jeu et se disputent des succès souvent imaginaires dont nous sommes les premières victimes.

Le fait existe cependant et le but de cette courte étude est de chercher à faire connaître un homme encore ignoré, il y a trois ans à peine. Par la puissance de son génie, sa grande charité et son désintéressement sans égal, il répand aujourd'hui autour de lui les bienfaits de 40 années d'un travail personnel infatigable. Nous donnerons un court résumé de son système et apporterons tout notre soin à l'analyser par une série de considérations scientifiques résultant de recherches suivies. Ces considérations partent, selon nous, d'un point de vue nouveau. Bien que les données sur lesquelles nous nous appuyons aient déjà été découvertes chacune isolément, elles résultent de diverses lois scientifiques dont nous n'avons rencontré nulle part le groupement et dont le concours et l'enchainement serviront à éclaircir bien des phénomènes restés jusqu'ici dans le vague. Ils sont du plus haut intérêt pour la santé publique.

Cette étude renfermera des principes et des arguments en contradition peut-être avec bien des idées professées et généralement admises. Si la thèse qu'elle soutient représente un principe vrai, ce dont nous sommes convaincu, puisqu'il est confirmé à la fois par les résultats obtenus et des lois scientifiques précises, elle ne peut qu'avoir raison et ne satisfera pas ceux qui ont tort à savoir la grande majorité.

L'extrême simplicité de ce principe rencontrera, nous le craignons, une première et importante difficulté à sa diffusion.

Le monde aime le complexé. Il ignore le travail individuel, la somme d'efforts accumulés que nécessite la découverte d'un principe simple et vrai, il est l'antagoniste naturel de l'auteur même de cette découverte. Il ne le comprend pas. Il suit l'impulsion donnée vraie ou fausse, crée, par une inertie, individuelle ou collective, des obstacles constants à une vérité dont l'acceptation et l'assimilation nécessitent à leur tour un nouvel effort qui leur est souvent refusé.

Combien de systèmes laborieusement édifiés s'effondrent au souffle des vérités les plus simples dont elles ont été souvent les promoteurs inconscients ? Ces vérités lentes à venir ne surgissent qu'à la suite d'erreurs longtemps admises.

L'effort individuel à la recherche de la vérité ne connaît qu'un maître *la Nature*. Il y retourne forcément, l'interprète, il en découvre ou en vérifie les lois tantôt par intuition tantôt par un travail accumulé. Il dirige et concentre sur ces lois toute sa force d'observation pour trouver ou faire revivre la vérité méconnue ou abandonnée. L'analyse est sa science. Elle peut être intuitive et raisonnée.

M. Kneipp personnifie en soi, à un rare degré, cet esprit d'analyse. Sa découverte et les résultats obtenus en sont une preuve concluante.

En cherchant à les répandre en pays français nous répondons aussi à son désir personnel qui est de soulager et de guérir, de mettre à la portée de tous et du plus pauvre surtout les moyens d'y arriver.

L'œuvre est importante, nous ne prétendons pas être spécialement qualifié pour l'accomplir. Au contraire longtemps hésitant, nous sentons toute notre infériorité et obéissant aux circonstances seules, nous réclamons à l'avance l'indulgence du lecteur.

Deux raisons nous ont décidé.

Quinze mois d'hydrothérapie n'avaient eu pour nous, sur un mal remontant à plusieurs années, qu'un résultat négatif. Bien plus, ce mal empirait d'une façon désespérante malgré les prescriptions des spécialistes, les plus en renom. Nous ignorions et M. Kneipp et Worishofen, village de Bavière sa résidence. Un dernier essai de six semaines passées, en été 1890, dans une station alpestre importante, fut déplorable. Trois médecins y pratiquaient. Les tâtonnements et l'icertitude de leurs procédés tant en hydrothérapie qu'en électrothérapie n'aboutissaient qu'à un résultat encore plus négatif. Septembre approchait et avec lui la perspective d'un nouvel hiver à pas-

ser dans des conditions absolument décourageantes. A ce
moment, enfin, une rencontre accidentelle nous procura l'occasion d'entendre parler de M. Kneipp. Un coup d'œil rapide
jeté sur son ouvrage, nous fit voir la nouveauté d'une méthode
à la fois prudente, raisonnée, simple et précise. Nous partons
sans retard pour Worishofen.

Placé sur une ligne transversale entre Memmingen et Buchloe
(point de bifurcation de la ligne de Lindau à Munich), la
station de Turkheim est encore à 6 kilomètres de Worishofen.
Quelques tapissières, omnibus et voitures y transportent les
nombreux voyageurs qui descendent de chaque train.

L'installation à Worishofen est des plus difficile. Le village
uniquement agricole, d'environ 800 habitants, ne compte que
150 à 160 maisons, dont bon nombre sont fort petites pour
loger une moyenne journalière de mille malades environ. Les
chambres à un lit sont rares et souvent le malade isolé doit
partager sa chambre avec un ou deux inconnus qu'il trouve
parfois installés avant son arrivée.

Le traitement tout nouveau par sa nature, ses applications
et ses effets surtout ne laisse pas que d'intriguer très vite la
curiosité de bon nombre de malades. Nos sensations personnelles et les effets constatés autour de nous, nous entraînèrent
involontairement dans une voie de recherches assidues. Nos
réflexions communiquées à plusieurs malades et entre autre à
quelques collègues répondaient à leur propre sensations ;
elles rencontrèrent leur approbation et nous attira de leur part
la demande d'en écrire les résultats. Cette communauté d'idées
sur de premières données scientifiques qui nous étaient fami-
lières, fit gagner de jour en jour à nos recherches un terrain
plus solide. Notre conviction s'affermit, elle fut partagée ;
récemment encore, plusieurs amis nous firent la même
demande.

La seconde raison qui nous décida à rédiger et à publier ce
travail nous parut plus importante. Plusieurs médecins étaient
en permanence à Worishofen pour étudier le système Kneipp.
Leurs raisonnements ou mieux leur opinion sur le travail de
l'eau et de son action ne nous satisfaisait pas. Elle ne répon-
dait pas non plus aux désirs d'éclaircissements manifestés par
de nombreux malades. Nous pouvions en conclure et être
convaincu que quelques données fondamentales de mécanique
analytique manquaient à leurs connaissances générales.

C'est sur ces données que seront établies nos réponses. Persuadé de la vérité des bases sur lesquelles nous marchons nous ne craignons aucune controverse, nous la désirons même et si nous sommes convaicu d'erreur, nous aurons du moins la satisfaction d'avoir vidé une question qui nous préoccupait depuis longtemps et à laquelle le système de M. Kneipp et sa découverte sont venus, selon nous, donner une solution complète.

II

Ma Cure d'Eau ([1]). Tel est le titre du traité d'hydrothérapie spéciale écrit par M. l'abbé Kneipp, curé de Worishofen. La traduction française en a paru l'année dernière. Quelques journaux en ont fait mention ; mais l'importance et la valeur réelle de la méthode de M. Kneipp leur ont échappé.

Témoin, pendant plus de neuf semaines, des cures remarquables opérées à Worishofen, nous en avons bénéficié personnellement d'une façon inespérée et nous nous faisons un devoir d'attirer l'attention du public sur des résultats qu'il est dans l'intérêt de chacun de connaître. Ces résultats se sont répandus avec rapidité dans tous les pays de langue allemande et tout spécialement en Autriche - Hongrie. L'ouvrage de M. Kneipp, paru il y a trois ans, ne jouit pas seul d'une vogue extraordinaire (il est traduit en plusieurs langues et le chiffre de ses exemplaires allemands vendus s'élèverait à près de 130.000) mais son auteur devient l'objet d'une popularité exceptionnelle. Pendant l'été et l'automne la moyenne des malades résidant à Worishofen était de mille à douze cents par jour ; cet hiver ce chiffre s'est réduit à 3 ou 400. Le mois d'avril, déjà, lui a vu reprendre les proportions de l'été dernier.

Enumérer en détail les améliorations et les guérisons opérées pendant notre séjour, nous entraînerait trop loin.

Anémie, maladies nerveuses de toute nature, insomnies rebelles, rhumatismes articulaires, paralysies, maladies des voies respiratoires et digestives, maladies de la peau, polypes dans le nez, affections au cœur, obésité, paralysie et atrophie

---

(1) Paris. Retaux-Bray, éditeur, 82, rue Bonaparte.
Strasbourg. F. X. Leroux et Cᵉ, libraires-éditeurs, 34, rue des Hallebardes.

des membres chez les enfants, déformation de la charpente osseuse etc., etc. rencontrent dans l'application du système Kneipp une amélioration assurée et souvent la guérison. Son action est frappante dans les cas de fièvre de tous genres. Une forte épidémie de rougeole nous en a donné, en octobre, une preuve concluante. Trois ou quatre jours de traitement suffisaient pour remettre sur pieds les enfants les plus fortement atteints. Pour la scarlatine nous avons des preuves *personnelles* de l'effet rapide et sûr qu'on peut attendre de l'eau. Nous y reviendrons plus tard. D'après des témoins sérieux, les cas d'influenza les plus violents, pendant l'hiver dernier, cédaient après huit à dix heures d'applications d'eau froide. Mentionnons spécialement parmi les diverses guérisons constatées par nous : un cas de polypes dans le nez, opérés deux fois déjà et fondus en quelques jours sous l'effet des applications les plus simples : un phtisique, condamné et abandonné de son médecin guéri en quelques semaines de traitement, deux cas de cancer à la langue réduit en cinq à six semaines à la grosseur d'une lentille. Des paralytiques privés de tout mouvement abandonnaient leurs béquilles et retrouvaient l'usage de leurs membres.

Chez les sourds et les aveugles eux-mêmes, l'action puissante du traitement Kneipp s'est fait sentir après quelques semaines. Citons entr'autres un Serbe de 28 ans, absolument aveugle depuis trois ans et auquel un traitement de six semaines a permis de circuler seul et de distinguer les objets autour de lui. Son cas nous a-t-il dit, était abandonné des premières sommités médicales de Vienne. Ajoutons toutefois que pour les sourds et les aveugles le traitement est particulièrement long.

L'abbé Kneipp est lui-même un des exemples le plus frappant de guérison due à sa méthode.

Ce vieillard de 70 ans, fort, vigoureux, à la voix sonore, fait oublier le jeune homme de 25 ans, chétif et souffrant, disputant seul, depuis de longues années, à la mort, une existence précaire déjà abandonnée par des médecins dévoués. Son activité infatiguable laisse souvent percer une brusquerie un peu rude mais bientôt tempérée par une bonté naturelle qu'éveille toujours en lui la vue de celui qui souffre.

Dès 5 heures du matin à 8 heures du soir et en dehors des devoirs de son ministère, tout son temps est donné gratuitement aux centaines de malades qui journellement assiègent sa porte. Sous une arcade sourcilière puissamment développée son œil pénétrant et réfléchi dévisage le malade et prononce un diagnostic rapide et sûr. Chaque jour, vers 4 heures, quand le temps le permet, un auditoire de 5 à 600 personnes vient écouter en plein air les conférences de M. Kneipp. Sobre, précise et énergique, souvent enjouée et plaisante, sa parole puise dans sa méthode un thème chaque jour varié et plein d'intérêt. Quarante ans d'expériences personnelles, d'essais nombreux, d'observations persévérantes des forces et des lois de la nature, l'ont amené, sans parti pris et sans idées préconçues à sa méthode, le salut de tant de malheureux désespérés et abandonnés de tout secours médical resté impuissant.

Avec le système Kneipp plus de poison, plus d'opérations. Quelques plantes que nous foulons au pied sans en connaître le prix, mais toujours inoffensives, lui viennent souvent en aide, mais l'eau froide reste toujours l'agent principal et le plus souvent le seul et unique agent du traitement.

III

Pourquoi l'action de l'eau froide obtient elle sur des maladies, en apparence si diverses, le même résultat : **la santé**, et **comment** cette eau agit-elle ?

Telles sont les deux questions qui se présentent tout d'abord, s'imposent même et exigent une solution.

A la première l'abbé Kneipp répond dans son ouvrage, d'une façon générale et dit: « Notre méthode a le triple but de *résoudre* les substances morbides, de les *éliminer* du corps humain et de *fortifier* l'organisme ; » puis il développe les effets dus à l'eau froide en indiquant la grande diversité de ses applications.

La seconde question plus délicate est laissée dans le vague. Les résultats sont si probants que le malade heureux de sa guérison ou d'un soulagement rapide n'en recherche pas plus loin la cause.

Nous sommes ici, en présence d'une lacune toute scientifique, peut-être, mais importante.

Entre la grande conception de M. Kneipp, ses recherches opinâtres et les résultats si sérieux et incontestables obtenus, nous cherchons à voir un trait d'union, une analyse du travail propre de l'eau et de son action intime et immédiate sur l'organisme donnant une base scientifique à tout son système.

Ce trait d'union, sans le définir, M. Kneipp, nous n'en doutons pas, en a le sentiment intime, il ne s'y arrête pas, son génie essentiellement pratique passe outre, les résultats lui suffisent et il a raison. Toute découverte a été appliquée, souvent, bien longtemps avant d'avoir été confirmée par l'analyse scientifique. L'intuition précède l'analyse.

Les locomotives n'ont-elles pas roulé pendant 30 ou 40 ans avant que les lois précises de la théorie mécanique de la chaleur et de la corrélation des forces physiques soient venues expliquer le travail intime de l'eau, son changement en vapeur et les relations existant entre la chaleur du foyer d'une chaudière et le travail mécanique développé? La théorie de l'électricité est encore bien incertaine et cependant ses applications s'étendent avec une rapidité prodigieuse et une précision incontestable.

Mais M. Kneipp a ses détracteurs. Ses ennemis jaloux de son succès ne lui ménagent ni sarcasme ni ironie et mettent souvent en avant le mot suggestion. Un manque de connaissances et d'études scientifiques, selon les uns, mettent son système en désaccord avec la science elle-même. Ses applications d'eau, prétendent-ils, sont dangereuses. Ces attaques portent leur fruit, elles rencontrent des partisans, créent des hésitations entretenues elles-mêmes par les préventions, l'horreur même qu'inspire à tant de monde l'usage de l'eau froide et les idées les plus fausses qu'on se fait de son action. Chacun ne peut aller à Worishofen et se convaincre de la réalité des faits.

A ceci nous répondrons. Le système de M. Kneipp repose sur des vérités scientifiques absolues. Comme pour toute grande découverte partant d'un fait naturel, les lois en sont simples et peuvent s'énoncer en peu de mots. Une expérience et des connaissances personnelles, des observations suivies et les sensations éprouvées sous l'effet du traitement lui-même nous permettent de dire *a priori* que le *travail propre* de l'eau froide appliquée d'après ce système est conforme aux lois générales de la *Théorie mécanique de la chaleur* et que son action sur l'organisme s'opère suivant ces mêmes lois et les lois de la *Capillarité*.

L'eau froide *bien appliquée* a un pouvoir calorique puissant, sûr et pénétrant, elle active la circulation du sang dans toutes les parties du corps. Avant d'établir nos preuves disons quelques mots de la méthode de M. Kneipp.

IV

La Méthode de M. Kneipp est nouvelle, simple et à la portée de tous ; elle se résume comme suit : toute maladie est causée par la présence d'éléments morbifiques dans l'organisme, elle a son origine *unique* dans le sang, dans sa circulation anormale, son appauvrissement et son altération.

Toutes les parties du corps sont tributaires et solidaires les unes des autres, partant *tout mal local* a son siège dans un *désordre de l'organisme tout entier* et c'est sur l'*ensemble de l'organisme* que le traitement doit être appliqué dès le début.

Le sang remplit l'organisme et en est l'élément principal. C'est sur le sang d'abord ou plutôt sur sa circulation qu'il faut agir directement.

L'eau est le seul agent mis à notre disposition dont l'application puisse être faite d'une façon uniforme, rapide et sure.

Elle agira sur le sang : 1° par sa température ; 2° par sa pénétration et son absorption.

Son action, dans le système Kneipp, ne se fait plus par percussion ou saisissement, mais par affusions ou arrosements, par ablutions partielles ou totales, par demi-bains, bains partiels et bains entiers, par compresses, maillots partiels et maillots complets.

Toutes ces opérations sont éuumérées et expliquées avec soin et clarté dans l'ouvrage de M. Kneipp.

La méthode forme un tout complet, l'effet est voulu, précis, déterminé. L'action de l'eau est *enveloppante*.

Ses applications peuvent être renforcées ou atténuées sans s'écarter du principe général.

Comme partie essentielle du système, mentionnons, en outre, les promenades pieds nus sur l'herbe mouillée, de préférence dans la rosée, pendant un quart d'heure à trois quarts d'heure, sur des dalles mouillées pendant cinq à quinze minutes, dans l'eau froide, l'eau courante si possible, pendant une à cinq minutes, et dans la neige *fraîchement tombée* pendant quatre à cinq minutes.

Pour atteindre un but sûr et rapide, en un mot, pour obtenir une action maximum dans la circulation du sang, les applications d'eau doivent être failes à une température *aussi froide* que possible, elles doivent être variées et alternativement répétées, mais par intervalles espacés, sur les diverses parties du corps.

Elles doivent être *courtes* et *modérées*.

Nous n'avons plus affaire ici aux moyens trop souvent violents de l'hydrothérapie actuelle provoquant un saisissement du système nerveux par des douches toujours trop fortes, à des frictions généralement brutales dans un drap mouillé, à des immersions non moins brutales faisant suite à des maillots trop souvent exagérés, à un séchage incomplet et irrégulier de la peau, à des frictions répartissant d'une façon inégale la chaleur sur la surface du corps, chaleur toujours superficielle et de courte durée. Si certains tempéraments supportent ces actions-là, combien plus souvent en résulte-t-il une aggravation du mal ou un affaiblissement du malade. Cette hydrothérapie-là est bien *l'arme à deux tranchants* dont pour la plupart nous avons tous souffert.

D'où vient cette persistance en hydrothérapie à vouloir provoquer un saisissement exagéré du système nerveux ? N'est-il pas déjà suffisamment surmené par les conditions même de l'existence pour être en droit de réclamer tous les moyens propres à le soulager, à le fortifier, sans l'ébranler davantage ? Subordonné, comme tout le reste de l'organisme, à la présence du sang dans toutes ses parties, c'est du sang qu'il réclame, un sang fort, sain et abondant, et circulant librement.

Nous possédons les moyens d'agir directement sur cette circulation et partant de l'augmenter en quantité et en qualité. SOUS CETTE ACTION ET PAR SA CIRCULATION MÈME, LE SANG SERA SON PROPRE AGENT ÉPURATEUR, RÉSOLUTIF, FORTIFIANT ET RÉGÉNÉRATEUR.

V

Règle fondamentale de la Méthode Kneipp. — Toute application d'eau froide est subordonnée à une règle absolue et invariable. Elle consiste, après une opération quelconque, A NE JAMAIS SÉCHER LA PEAU, sauf aux parties exposées à l'air, telles que la tête, le cou et les mains.

CETTE RÈGLE FORME LA BASE DE TOUT LE TRAITEMENT, elle est le point de départ du travail propre de l'eau et de son action intime et immédiate sur l'organisme ; elle permet à cette action d'être *enveloppante* quelque soit la partie du corps soumise au contact de l'eau et surtout, point essentiel, elle rend cette action *uniforme*. Cette règle, contraire à toute idée généralement admise, effraie tout d'abord, elle paraît contre nature, dangereuse même. Errreur complète.

C'est à ce moment-ci, c'est-à-dire dès le début de toute opération, qu'intervient la théorie mécanique de la chaleur. Par elle nous démontrerons la grande importance, la sécurité absolue, la nécessité même de cette mesure introduite par M. Kneipp. Elle paraît contre nature et dangereuse parce qu'on n'en connaît pas les effets. L'inconnu est un élément infaillible de peur.

Rendons chacun conscient de ce qu'il fait en opérant exactement suivant les prescriptions de M. Kneipp et, nous en sommes certain, il opérera en toute confiance. Prévenons, dès maintenant, qu'aucune trace d'humidité ne reste aux vêtements, mais que toute l'eau est insensiblement absorbée par la peau.

Trois sciences ou éléments de sciences sont à la base de toute notre argumentation : la THÉORIE MÉCANIQUE DE LA CHALEUR, s'occupant du travail propre de l'eau ; la CAPILLARITÉ, de son action intime et immédiate sur l'organisme avec les phénomènes d'ENDOSMOSE et d'EXOSMOSE, enfin la partie de la PHYSIOLOGIE, se rapportant spécialement à la circulation du sang et à *son état dynamique.*

Quelles que soient les connaissances du lecteur, il est important pour nous d'éviter tout malentendu et toute fausse interprétation. En conséquence, nous résumerons les lois et les principes fondamentaux des deux premières sciences et établirons à grands traits les conditions de la circulation du sang. Pour fixer les idées, nous grouperons, sous le terme de MÉCANIQUE PHYSIOLOGIQUE, toutes sciences ou éléments de science ayant trait au sujet qui nous occupe. Nous rapporterons à la Mécanique physiologique les lois et les phénomènes empruntés à ces sciences mêmes et sur lesquels repose notre argumentation.

La Mécanique physiologique peut embrasser un champ d'étude considérable et exigerait un développement étendu.

Nous ne la considérerons, en résumé que dans ses rapports avec le sang et son état dynamique soumis à l'action de l'eau froide et aux effets produits d'une façon générale par les applications du froid et du chaud. Les conséquences utiles des premières et nuisibles des secondes ressortiront naturellement de cet exposé.

———————

VI

Essai de Mécanique physiologique dans ses rapports avec la circulation du sang soumis à l'action de l'eau froide. — EFFETS DES APPLICATIONS DU FROID ET DU CHAUD. — LEUR UTILITÉ, LEUR DANGER. — PRINCIPES GÉNÉRAUX. — LOIS FONDAMENTALES. — La *chaleur est un mouvement moléculaire*. Tous les phénomènes de chaleur peuvent s'expliquer par une communication ou une transformation de mouvement. Tout corps, quelque soit sa température, a toutes ses molécules en mouvement. On dit qu'il *gagne* ou *perd* de la chaleur suivant, qu'en réalité, ses molécules reçoivent ou cèdent du mouvement.

Lorsque deux corps de température différente sont en contact, leur mouvement moléculaire tend à s'égaliser, le plus chaud perd du mouvement au bénéfice du plus froid, ce dernier en gagne au détriment du plus chaud.

Lorsque la chaleur d'un corps se communique à un autre corps, elle se divise en deux parties : l'une échauffe le corps en augmentant la vitesse et l'amplitude des vibrations moléculaires ; l'autre écarte ses molécules, le *dilate*, il y a *travail produit, changement d'état*, cette chaleur-là n'est pas sensible, elle se transforme en travail. Ce travail se divise *en travail interne* consommé à vaincre la résistance des forces moléculaires des corps et en *travail externe*, employé à surmonter les résistances extérieures qui s'exercent sur les corps.

CORRÉLATION ENTRE LA CHALEUR ET LE TRAVAIL. — Dans tous les cas où il y a *destruction apparente de travail* il y a *apparition de chaleur* et *toute création apparente de travail* est accompagnée d'une *absorption de chaleur*. Cette corrélation intime entre la chaleur et le travail découle de l'*hypothèse dynamique* qui attribue la chaleur à un mouvement vibratoire de la matière.

Elle permet de formuler les lois fondamentales suivantes :

PREMIÈRE LOI. — *À toute quantité de chaleur disparue correspond une quantité déterminée de travail effectué* et réciproque-
ment. *Pour tout travail anéanti il y a une certaine quantité de
chaleur qui apparaît.*

C'est sur ce principe qu'est fondée toute la théorie mécanique de la chaleur due aux travaux de Mayer et Joule, Col-
ding (à Copenhague), Clausius et Zeuner (à Zurich), Macquorn
Rankine (à Glasgow), W. Thomson (à Edimbourg), Tyndall
(à Londres), M. Hirn (à Colmar), Dupré (à Rennes); Cazin,
Régnault et Verdet (à Paris). Comme conséquence de ce qui
précède, insistons sur les faits suivants essentiels à notre
argumentation.

Toute évaporation est un changement d'état de l'eau en
vapeur, c'est-à-dire un travail mécanique qui nécessitera une
absorption de chaleur. Inversement *toute condensation* de vapeur
est un travail anéanti, un retour de la vapeur à l'état d'eau,
qui rend de la chaleur.

De même que l'augmentation de chaleur, c'est-à-dire l'augmentation de mouvement moléculaire détermine une *dilatation*
des molécules, tout refroidissement c'est-à-dire toute diminution de mouvement moléculaire entraîne une contraction de
ces mêmes molécules.

Toute contraction détermine une augmentation de la *densité* du corps.

CAPILLARITÉ. — Lorsqu'on plonge dans un liquide des tubes
de verre de petit diamètre, il s'y produit, selon que ces tubes
sont ou ne sont pas mouillés, une ascension ou une dépres-
sion du liquide d'autant plus grande que le diamètre est plus
petit. Ces phénomènes qui paraissent en contradiction avec
les principes d'hydrostatique (science de l'équilibre des liquides) sont étudiés en physique sous le nom de *capillarité*, les
tubes qui servent à ces expériences sont dits *capillaires* vu la
finesse de leur diamètre comparé à un cheveu.

Quatre lois fondamentales se rapportant à la capillarité ont
été trouvées *a priori* par Laplace, vérifiées ensuite expéri-
mentalement par Gay-Lussac d'abord, puis longtemps après
par divers savants entre autres par Edouard Desains, Fran-
kenheim, Simon de Metz, Brünner, M. Wolff, etc., etc. Pour
simplifier, nous résumons ces lois en une seule qui forme la
deuxième loi de la mécanique physiologique.

Deuxième Loi. — *Les hauteurs moyennes soulevées par divers tubes capillaires sont en raison inverse du diamètre de ces tubes; elles sont indépendantes de la forme des tubes capillaires ainsi que de la substance des parois des tubes et de leur épaisseur. A diamètre égal, elles varient avec la nature du liquide,* **augmentant avec sa densité et diminuant (jusqu'à devenir nulles) quand la température s'élève.**

Nous soulignons la partie de la loi essentielle à notre argumentation.

L'influence de la densité et partant de la température du liquide sur la diminution de la hauteur moyenne dans le tube atteint des proportions considérables. Pour l'eau p. e. à une diminution moyenne de densité d'environ 0,00045 par degré entre 0° et 100° correspond une diminution moyenne de hauteur environ quatre fois plus grande (0,00182).

Endosmose et exosmose. — *L'endosmose* est un courant de dehors en dedans qui s'établit en même temps que son opposé *l'exosmose* à travers une cloison membraneuse séparant deux liquides de densité différente.

L'acide carbonique se prête spécialement à ces phénomènes.

Circulation du sang ou état dynamiqme du système vasculaire. — Toute la circulation du sang s'opère en vase clos composé d'un ensemble de vaisseaux dont les ramifications se subdivisent à l'infini. L'ensemble de ces vaisseaux sanguins forme le système vasculaire. Le cœur en est l'organe moteur, la pompe aspirante et foulante qui produit et entretient cette circulation. Il est divisé en quatre compartiments. Deux supérieurs, les oreillettes droit et gauche, en sont les organes d'aspiration, deux inférieurs, les ventricules droit et gauche, les organes de refoulement. Chacun de ces organes est pourvu de ses soupapes ou *valvules* donnant accès au sang dans une direction seulement et s'opposant à tout courant contraire. *Des cordes tendineuses* fixées à leurs bords s'opposent à tout renversement de ces valvules.

Tout le système vasculaire se divise en deux circuits principaux, inégaux par leur étendue et leurs fonctions générales.

L'un, le plus étendu, sort du cœur par le ventricule gauche et l'aorte, porte sous le nom de sang artériel dans tout l'organisme le sang nécessaire à sa nutrition, il revient au cœur par l'oreillette droit et ramène comme sang veineux les résidus et les déchets dont l'organisme doit être débarrassé.

L'autre, le plus restreint, sort du cœur par le ventricule droit, emportant le sang veineux, et pénètre sous le nom d'artère pulmonaire dans les poumons. Là, le sang veineux se débarrasse de son acide carbonique, d'une certaine quantité d'eau, d'un peu d'urée en absorbant l'oxygène qu'il réintroduit dans l'organisme. Des poumons, ce sang oxygéné et en partie épuré rentre dans le cœur par l'oreillette gauche, passe dans le ventricule gauche et reprend le circuit artériel.

Le premier circuit se divise en deux embranchements distincts. L'un, par la bifurcation de l'aorte, se dirige vers la partie supérieure du corps, c'est-à-dire la tête et les bras ; l'autre vers le tronc, les organes internes et sa partie inférieure.

Le premier embranchement, sous le nom de tronc veineux brachio-céphalique droit et gauche, revient au cœur par la *veine cave supérieure*. Cette dernière reçoit sur son passage la veine *azygos* vers laquelle converge le réseau des veines intercostales.

Le second embranchement revient au cœur *par la veine cave inférieure* desservant le tronc, les organes internes et inférieurs. *Chacune des veines caves supérieure et inférieure ont leur entrée distincte dans l'oreillette droite, avec des valvules distinctes, tandis que l'aorte sort du cœur par un seul orifice et se bifurque plus tard.*

Nous appuyons spécialement sur cette disposition particulière. L'embranchement inférieur se subdivise en plusieurs sous-embranchements : L'un se dirigeant vers le canal alimentaire sous le nom de *veine porte* passe par le foie, en ressort sous le nom de *veine hépathique* et rentre dans la veine cave inférieure. Le foie reçoit directement l'*artère hépathique* qui, après l'avoir traversé, rentre dans la veine hépathique. — L'autre entraine le sang artériel de l'aorte par l'*artère rénale* dans les reins. Le sang s'y purifie de son *urée* et rentre dans la veine cave inférieure par la veine rénale.

Tout le réseau artériel s'éloigne du cœur par des ramifications divergentes ; le réseau veineux y revient par des ramifications convergentes.

Ces deux réseaux sont reliés par le *réseau capillaire*, ou simplement par les *capillaires* dont les ramifications, subdivisées à l'infini, remplissent tout l'organisme.

C'est sur ces capillaires que nous portons tout spécialement notre attention. Ils forment le champ d'action essentiel, sinon unique, du traitement dont nous nous occupons.

Les embranchements successifs des trois réseaux sanguins augmentent en capacité avec le nombre des ramifications, de sorte que deux rameaux offrent plus d'espace à la circulation du sang que la branche qui les engendre ou vers laquelle ils convergent. D'où, en admettant 10 comme capacité d'un tronc artériel, 50 celle des branches, et 100 celle des capillaires dans lesquels ces dernières s'ouvrent, il est évident qu'une quantité de fluide projeté dans le tronc de façon à le dilater de 1/10, en produisant un effet considérable et visible, ne pourra dilater chaque branche de plus de 1/50 et chaque capillaire de plus de 1|100 de son volume, ce qui devient imperceptible.

Les capillaires sont pour ainsi dire, par cette disposition même, rendus indépendants, dans leur fonction propre, de l'action directe du cœur.

Quels que soient les organes desservis par le sang, tous les passages des artères aux veines se font par les capillaires.

Fonctions du sang. — Le sang remplit deux fonctions principales : sous forme de sang artériel il alimente tout l'organisme ; comme sang veineux, il emporte les résidus, les déchets et les principes devenus inutiles et nuisibles.

En outre, il *emporte* dans tout l'organisme et *y fait circuler* la chaleur nécessaire à la vie.

Entre chaque partie du corps et le sang, il se fait un échange continuel des substances que l'une et l'autre renferment. L'existence même de ces parties dépend du rapport constant entr'elles et le courant circulatoire. Cet échange doit être absolument libre ; il se fait par transsudation à travers les parois des vaisseaux sanguins.

Ce travail s'opère par endosmose et exosmose et incombe *uniquement* aux capillaires.

Fonctions des capillaires. — Les vaisseaux artériels et veineux diffèrent de structure, mais tous, même les plus petits, possèdent des parois à enveloppes superposées et dont l'une, formée de fibres musculaires, est réglée par ses propres nerfs.

Ces parois, toujours d'une certaine épaisseur, ne sont pas susceptibles d'endosmose et d'exosmose.

Les capillaires, au contraire, ont des parois excessivement minces, absolument perméables, sans structure, dénuées de nerfs et se présentant dans des conditions éminemment propres à l'application des lois physiques et mécaniques formulées plus haut. Nous sommes ici dans un domaine où momentanément l'action nerveuse joue un rôle secondaire.

Les diamètres des capillaires et les espaces intercapillaires mesurent chacun environ 1[60 à 1[80 de millimètres. Ces espaces intercapillaires forment un filet à mailles innombrables. Ils constituent les tissus proprement dits, c'est-à-dire les composés anatomiques extrêmes, extra-vasculaires de chaque partie de l'organisme. Toutes ces parties, même la plus petite, possèdent un réseau capillaire avec son réseau artériel et veineux. Font exception toutefois: l'épiderme, l'épithelilium, les ongles, les cheveux, la substance des dents et les cartilages. L'importance capitale des fonctions capillaires s'impose d'elle-même. Notre santé, notre existence même en dépend. Toute cause de troubles en elles aura les conséquences les plus funestes. Ces troubles apparaîtront facilement dans des organes aussi délicats. Ils peuvent être partiels ou généraux et seront le point de départ réel et peut-être unique de toute maladie.

La solidarité entre toutes les parties du corps découle de la disposition même du réseau capillaire, puis du réseau sanguin en général.

Localisés, ces troubles, *quelque soit leur siège,* feront sentir leurs effets sur l'organisme entier. Généraux, ils tendront, si leur élimination n'est pas complète, à se localiser dans certains organes pour y devenir le siège de désordres profonds, souvent incurables, de maux chroniques, d'infirmités complètes, entrainant trop souvent des opérations considérées nécessaires à tort ou à raison. Nous en avons des preuves permanentes et toujours croissantes dans les affections des organes les plus essentiels tels que le cerveau, les organes de la vue et de l'ouïe et tant d'autres encore ; dans l'anémie et ses progrès désespérants.

Rétablir les fonctions capillaires, les maintenir dans un état normal et surtout prévenir en elles toute cause de troubles, telle est le but à atteindre. Tout moyen simple, sûr et rapide s'imposera et devra être appliqué sans hésitation. Les capillaires constituent, pour ainsi dire, le vrai marché de nos valeurs économiques, les transactions ne doivent y subir aucun arrêt. Il est essentiel de liquider à bref délai toutes mauvaises valeurs au profit des bonnes ; de fuir tout intermédiaire dont les opérations, ni claires ni précises, seront toujours dangereuses ; en compromettant graduellement notre fond économique, elles risquent de le détruire rapidement. Choisissons un agent précis, dont les opérations faites au grand jour, puissent être contrôlées et vérifiées à chaque instant ; dont le travail, suivi et continu, puisse être réglé et, tantôt puissant, tantôt modéré, serve à tous nos besoins.

L'eau froide est cet agent. – Etudions son travail propre et son action sur l'organisme.

VII

Du travail propre de l'eau et de son action sur l'organisme; source de chaleur assurée. — Rappelons ce point important que l'action de l'eau se fait non par percussion, mais surtout par *arrosements* ou *affusions*. L'impression nerveuse réduite ainsi à son minimum devient non plus un saisissement nuisible, mais une sensation inévitable. Le sang et sa circulation sont le but unique de l'action de l'eau froide.

Le Travail propre de l'eau déterminera deux actions très distinctes.

La première action, action du froid, résultera d'abord de température même de l'eau, puis de son évaporation momentanée à la surface de la peau et à l'air libre. — Cette action, l'évaporation surtout, devra être aussi courte et *l'eau aussi froide* que possible.

A cette action succèderont un arrêt de cette évaporation sous les vêtements, une buée se répandant *d'une façon uniforme* sur la surface mouillée du corps, puis la condensation de cette buée.

Ces trois causes déterminent la seconde action ou réaction de chaleur et l'absorption graduelle et complète de l'humidité par les pores de la peau.

La réaction de chaleur sera d'autant plus forte que la chaleur propre du corps avant l'application de l'eau sera la plus élevée possible.

Action de l'eau sur l'organisme. — *La première action*, action du froid en contractant les capillaires, diminuera leur diamètre intérieur, elle contractera le sang et augmentera sa *densité*. Autant de phénomènes essentiels à l'accroissement de l'activité dans la circulation capillaire (Voir IIme Loi). D'où flux plus abondant du sang artériel, reflux plus accéléré du sang veineux vers les veines et le cœur. Par suite de la diminution graduelle de volume du réseau veineux, ce reflux augmentera de vitesse en se rapprochant du cœur, mais sera régularisé par l'action nerveuse. L'effet produit sur le réseau sanguin superficiel s'étendra graduellement, plus ou moins rapide, au réseau sanguin interne. Au confluent de deux veines le mouvement accéléré dans l'une entraînera forcément une augmentation de vitesse dans l'autre. Cette action indirecte sur les réseaux veineux internes se transmettra d'embranchement en embranchement jusqu'aux capillaires internes. Elle y activera la circulation, tendra à dégorger insensiblement ceux dans lesquels l'obstruction serait plus ou moins complète et y favorisera le flux et le retour du sang artériel.

Deux millions et demi environ de glandes sudoripares sont réparties sous l'épiderme. Chacune de ces glandes est pourvue de son réseau capillaire. L'action du froid sur l'ensemble ou sur une partie seulement de ces capillaires sera puissante ou modérée suivant l'étendue de l'application. Elle se propagera sur l'organisme entier et le pénétrera. Ses effets seront d'autant plus complets que les applications seront variées, courtes, mais longtemps répétées.

Dans les applications prolongées, les immersions p. e., l'action de l'eau plus forte sur les capillaires superficiels sera aussi plus profonde et plus générale encore.

Les veines superficielles, elles aussi, subiront évidemment l'action du froid. La contraction de leur paroi et du sang lui-même augmentera la vitesse dans la circulation. L'accroissement dans l'activité capillaire déterminera une élimination plus rapide par les veines, une nutrition plus effective par les artères, en un mot une transaction plus complète dans le travail capillaire. Elle provoquera en outre une circulation plus rapide de la chaleur interne dans tout l'organisme et un renouvellement plus complet et plus continu de cette chaleur.

Il paraît évident que tout ce qui vient d'être dit pour le réseau capillaire sanguin peut être appliqué aux capillaires lymphatiques soumis aux mêmes lois de la capillarité. —

La seconde action ou réaction de chaleur dilatera toute la surface mouillée de l'épiderme et ouvrira les pores de la peau. Elle en fera sortir, en quantité, les résidus et les principes nuisibles ; elle remplacera d'une façon plus complète et sans effort, la transpiration, toujours accompagnée de fatigue ; elle allégera le travail d'exosmose dans les capillaires.

L'inspection de la chemise employée après les lavages ou de l'eau seule donnera une preuve suffisante de l'importance de cette extraction.

En suivant les lois de l'endosmose et de l'exosmose, la pénétration de l'eau par les pores de la peau aura une action complexe. Cette action sera à la fois extractive et résolutive. Elle entraînera au dehors les résidus nuisibles, l'acide carbonique en particulier, et en les résolvant à l'intérieur, elle facilitera l'exosmose propre des capillaires.

De plus cette pénétration est un travail mécanique nécessitant une absorption de chaleur. — Cette chaleur sera fournie d'une part par la condensation extérieure de la buée, d'autre part par l'organisme lui-même à sa partie superficielle. Cette nouvelle action de froid momentané sera une nouvelle cause d'accroissement du mouvement capillaire et sera compensée par la chaleur organique que ce surcroit d'activité provoquera.

Cette nouvelle action du froid par pénétration ou exosmose de la peau explique la sensation de fraîcheur et de bien-être qui suit toute opération rapide par l'eau froide.

Il est important toutefois que cette double action du froid ne persiste pas et soit aussi courte que possible. Il sera donc nécessaire de faire suivre toute application d'un exercice du corps de préférence ou de la chaleur naturelle du lit. — Cette précaution favorisera la circulation de la chaleur organique due à l'accroissement de l'activité capillaire.

Il est important que toute application d'eau ne soit faite que sous une impression réelle de chaleur dans le corps. Plus cette chaleur sera grande, plus la transpiration même sera abondante et plus aussi seront prononcés et salutaires les phénomènes mentionnés plus haut : impression de froid dû à l'eau, évaporation, condensation, absorption par la peau. Toute opération faite sous une impression de froid dans le corps, sera imparfaite et le plus souvent *dangereuse*, car dans ce cas l'évaporation, la condensation et l'absorption par la peau seront nulles ; il y aura refroidissement, et une réaction violente pourrait seule en combattre les effets funestes.

Danger des bains et des applications prolongées. — Cette question est-elle expliquée ? Nous l'ignorons. Dans le doute nous pouvons formuler l'hypothèse suivante. Une coloration violacée de la peau, les tremblements du corps, le claquement des dents sont les conséquences d'une application d'eau trop prolongée. Ces symptômes peuvent provenir d'une activité exagérée des capillaires due au froid ; le sang veineux arrivant en excès au cœur ne subira pas dans les poumons une artérialisation complète et rentrera dans la circulation artérielle en grande partie comme sang veineux, de là un manque de nutrition.

Il en résultera des troubles nerveux qui, prolongés ou répétés, devront avoir des conséquenses graves et entraîner un état de faiblesse générale.

Source de chaleur assurée. — La chaleur organique est engendrée par la combustion des aliments dans les organes digestifs et augmentée par l'oxygénation du sang dans les poumons. En équilibrant, en entretenant et en développant cette chaleur par son action directe sur les capillaires, en utilisant le lien de solidarité étroit qui existe entre le sang et tous les organes et en particulier les organes de sa reproduction et de son épuration, l'eau froide tendra à les régénérer l'un par l'autre et rendra le sang plus apte à résister à l'action nuisible de tout agent extérieur, tel que le froid, les virus, les microbes de toutes espèces, etc.

Pour être efficace cette chaleur doit circuler et se renouveler; elle devient nuisible partout où elle est stationnaire ou accumulée. Toute oxidation engendre de la chaleur, elle sera d'autant plus prononcée que les substances seront converties en produits fortement oxidés, tels que l'urée, l'acide urique, l'acide carbonique et l'eau. Cette oxidation a lieu dans toutes les parties du corps où se manifeste une activité vitale ; partant, tout vaisseau capillaire et tout ilot extravasculaire du tissu est en réalité un petit foyer de combustion où se développera une quantité de chaleur proportionnée à l'activité des combustions chimiques qui s'y produisent. Laisser ces foyers de chaleur en repos est dangereux.

L'action de l'eau est éminemment propre à résoudre cette chaleur, à la faire circuler, à la régulariser et à entretenir aussi un état normal, base de la santé, du développement de toutes nos forces physiques et de tout travail physiologique.

Froid dû aux changements d'état de l'eau. — Ses dangers. — Les *applications de glace* si fréquemment employées ont des conséquences dangereuses, funestes et trop souvent irréparables. La fusion de la glace, en effet, est un changement d'état, un travail mécanique. Elle exige une grande somme de chaleur, mais cette chaleur n'est pas *sensible*; nous ne possédons aucun contrôle ni sur le degré de froid qui en résulte ni sur les effets produits.

Les applications d'eau froide, d'eau glacée même, ne présentent plus ce grave inconvénient. Nous ne sommes plus ici en présence d'un changement d'état. Ces applications, en s'échauffant, permettront toujours un contrôle assuré sur les effets produits et cherchés. La chaleur communiquée et absorbée sera toujours sensible, et les applications, répétées à volonté pour produire l'effet voulu, pourront être interrompues lorsqu'il y aura danger à enlever à l'organisme une chaleur locale ou générale dont elle a un besoin essentiel.

L'*évaporation à l'air libre* à la surface de la peau présente, en étant prolongée, des dangers reposant sur le même principe que la fusion de la glace. L'évaporation est un changement d'état ne permettant aucun contrôle sur la quantité de chaleur absorbée.

CHALEUR LOCALISÉE. — APPLICATIONS CHAUDES. — LEUR DANGER. — Les lois de la capillarité condamnent d'une façon générale les applications chaudes extérieures. En localisant la chaleur, ces applications s'opposent à sa circulation. En effet, elles se communiqueront au réseau des capillaires. En dilatant leurs parois elles augmenteront leur diamètre intérieur, elle accroîtront la température du sang et diminueront sa densité : autant de causes de ralentissement dans sa circulation et partant dans celle de la chaleur.

Ce ralentissement peut devenir considérable. (Voir IIᵉ Loi.) Ces applications chaudes entretiendront, en outre, dans un état stationnaire les foyers de chaleur de tous les vaisseaux capillaires alors que la libre circulation de cette chaleur est essentielle à l'entretien et au renouvellement de la vraie chaleur effective de l'organisme. Il en résultera un manque de nutrition de tous les organes, en particulier du système nerveux, le plus sensible de tous, et l'accumulation des résidus dont l'élimination est de première nécessité.

Ces applications chaudes, tolérées seulement dans certains cas spéciaux et sous certaines conditions, sont de natures diverses.

Mentionnons spécialement celles qui proviennent de l'usage

de certains vêtements, de leur répartition exagérée, irréfléchie et irrégulière.

Ce qui précède condamne d'une façon absolue et contrairement à toute idée reçue l'usage de la laine en contact direct avec la peau. La laine est un mauvais conducteur de la chaleur et en empêchant un certain rayonnement nécessaire, elle accumulera sur la peau un excès de chaleur souvent considérable. Toutes les conséquences nuisibles précédentes en résulteront graduellement. Comme preuve, mentionnons la persistance du froid malgré l'usage de la laine et la nécessité d'en augmenter insensiblement l'épaisseur. Cet inconvénient peut être combattu par l'habitude d'un exercice physique régulier ; mais l'effet de la laine en contact avec la peau n'en reste pas moins nuisible en soi. Le meilleur tissu à porter sur la peau est le lin, non pas le lin fin, mais un tissu grossier. Il n'adhérera pas au corps et n'absorbera que peu l'humidité. Ajoutons-y l'emploi de l'eau froide.

Combien de cas d'anémie tenace et croissante, de débilité, de rhumatismes chroniques, etc., ont pour cause unique, peut-être, l'ignorance des lois vraies et simples sur lesquelles reposent les fonctions normales de notre organisme.

La superposition exagérée et mal répartie des vêtements superficiels accumule, sur certains points du corps, une chaleur stationnaire et nuisible. Les parties où la circulation devrait être le plus activée sont celles précisément où, par erreur, la chaleur est le plus souvent localisée. Ces vêtements doivent être évités. Mentionnons entr'autres les pélerines de toutes espèces, celles en fourrure surtout, les boas, les foulards si généralement employés sous le prétexte absolument faux qu'ils préviennent les refroidissements ; et par dessus tout, l'enveloppement de la tête.

Tous ces moyens sont une cause *certaine* de refroidissement. Le cou doit être dégagé et soumis à l'action de l'air.

Répartissons de la façon la plus uniforme possible les vêtements sur toute la surface du corps, qu'ils soient légers, et remplaçons *progressivement* leur usage exagéré par l'emploi *rationnel* de l'eau froide ; les effets salutaires ne tarderont pas à s'en faire sentir.

Nous pourrions donner des cas où, dans des conditions de froid très prononcé, et dans l'immobilité d'un long voyage en chemin de fer de jour et de nuit, l'usage d'un léger pardessus a suffi pour rétablir et maintenir la chaleur dans tout le corps. Il nous a suffi pour cela de changer de temps en temps le pardessus de place, et de le porter tantôt sur le corps et tantôt sur les jambes. Pour vérifier le fait, nous n'avons pas fait usage de nos couvertures, bien que le voyage se fît au commencement de l'hiver. Cet essai, qui a pleinement réussi, confirme ce point important que c'est de l'activité dans la circulation du sang et du déplacement seul de la chaleur que dépend son accroissement et sa répartition utile.

VIII

Les diverses applications d'eau froide. — LEURS ENNEMIS. — *Les lotions, les bains et les maillots* (enveloppements) sont partiels ou complets. *Les affusions* (arrosements) sont toujours partiels et peuvent être pratiqués au moyen d'arrosoirs simplement. Si l'on utilise l'eau d'une conduite, ce qui est plus commode, il faut que l'eau arrive à la peau *sans pression* et suffisamment abondante.

L'examen et l'analyse de chaque application nous entraînerait trop loin. Toutes sont décrites en détail dans l'ouvrage de M. Kneipp.

Leurs effets dépendent de la disposition même des réseaux sanguins. Leur but est d'activer la circulation du sang dans toutes les parties du corps. Il est essentiel de *varier* les applications et d'opérer tantôt sur un point, tantôt sur un autre. Deux applications alternées peuvent être faites dans un même jour, ou à un jour de distance.

L'action stimulante de ces applications provoquera, au début surtout, une certaine surexcitation, mais toujours passagère, souvent très faible, facile à modérer et à régulariser.

Ces symptômes dépendront du tempérament du malade, du degré de faiblesse du sang, de la région du corps et de l'étendue de la surface arrosée.

Plus l'application sera rapprochée de la partie supérieure du corps, c'est-à-dire des centres nerveux, ou plus elle sera générale, plus aussi ces symptômes seront sensibles.

Les applications inférieures auront un effet moins surexcitant; elles compenseront et atténueront l'action directe et parfois un peu énergique, mais nécessaire, des applications supérieures ou générales.

La diversité de ces effets semble provenir de la disposition des deux veines caves inférieure et supérieure à leur entrée dans le cœur par deux orifices distincts.

Toute action sur le réseau capillaire inférieur se transmettra directement à la veine cave inférieure. Le courant du sang dans celle-ci n'aura, sur la veine cave supérieure, qu'une action indirecte. Cette action se fera dans l'oreillette droite où les deux veines se réunissent et se transmettra atténuée à tout le réseau veineux et capillaire supérieur. Étant données la délicatesse et la sensibilité des centres nerveux, cette action indirecte, bien qu'atténuée, n'en sera que plus efficace sur ces organes.

La bifurcation de l'aorte sera également la cause d'un flux de sang, plus prononcé vers les régions inférieures du corps sur lesquelles les applications seront faites, et plus atténué dans les parties supérieures, qui sont les plus sensibles de l'organisme.

Ces points sont très importants à observer, surtout dans le début du traitement et dans les cas d'anémie prononcée, surtout d'anémie du cerveau. Dans ce cas, le déplacement du sang doit se faire avec prudence et progressivement pour éviter des sensations pénibles et un énervement inutile. Ce n'est qu'au moment où le sang plus abondant aura repris une certaine vigueur que seront pratiquées progressivement les applications supérieures ou générales plus fréquentes et ensuite les applications directes à la tête elle-même.

L'*affusion supérieure*, bien que pratiquée dans le haut du corps, a une action bienfaisante et modérée. Elle agit sur la partie supérieure du dos, les épaules, le haut des bras, c'est-à-dire sur une région limitée et où les faisceaux capillaires sous l'épiderme sont répartis dans une proportion relativement faible d'environ 65 par centimètre carré.

L'expérience semble démontrer qu'ici l'action directe se fait surtout dans le réseau veineux intercostal ; en pénétrant dans la veine cave supérieure, le courant sanguin exercera une action indirecte atténuée sur le cerveau et plus forte sur la gorge. Ses effets sur ce dernier organe sont puissants. Ils le sont également sur toute la région impressionnée par l'eau. Nous pourrions citer plus d'un cas où de fortes douleurs et une grande fatigue dans le dos ont cédé instantanément à l'action de cette affusion-là. Elle devra être alternée avec une *affusion des genoux* ou une *affusion des cuisses* plus forte que la précédente, ou avec une application d'eau au bas des jambes et aux pieds.

Le *bain des bras* d'une durée de *deux* minutes environ se fait sur une surface limitée ; son action est particulièrement calmante et décongestionnante pour la tête et la gorge et fortifiante pour les bras. La proportion considérable des faisceaux capillaires de la paume de la main augmentera l'action si efficace du bain des bras. Son action indirecte sur la tête et la gorge se fait au confluent du réseau brachio-céphalique. Il est utile d'alterner le bain des bras avec un bain de pieds ou de jambes d'une durée de 3 à 5 minutes. Ces opérations alternées occasionnent très peu de dérangements. Elles peuvent se suivre immédiatement, être simultanées et pratiquées à un moment quelconque de la journée, avant un exercice du corps. Il est inutile de rappeler qu'on doit observer un intervalle de 2 h. à 2 h. 1/2 entre une opération et un repas substantiel.

Les *lotions complètes*, faciles à faire et très efficaces, ont une action générale sur tout le réseau capillaire ; partant, directe sur les deux veines caves, mais encore indirecte sur le cerveau.

Plus prononcée que beaucoup d'autres applications, cette action produit, au début, un effet surexcitant pour certains tempéraments. Il suffira, dans ce cas, de les espacer et de les alterner avec des applications sur les membres inférieurs.

Le *demi-bain* est trop important pour n'être pas mentionné. Il consiste à immerger le corps jusqu'à la naissance des côtes inférieures pendant *4 à 6 secondes*, pendant ce temps, les deux mains sont occupées à rapidement asperger d'eau tout le haut du corps. Cette application est la plus utile de toutes ; elle est très-favorable à tous les tempéraments surtout aux organismes faibles : aux femmes et aux enfants. On doit attribuer l'effet bienfaisant et particulièrement calmant de ce demi-bain à son action directe limitée au réseau capillaire inférieur et à la veine cave inférieure ; à son action profonde sur les organes de nutrition et d'épuration et en particulier sur les reins dont les sécrétions deviennent plus actives.

Son action sur la veine cave supérieure et partant sur les centres nerveux n'est qu'indirecte.

Les *maillots* (enveloppements), quelle que soit leur nature, ont, en dehors de la première action du froid, une action extractive très prononcée. L'enveloppement de laine qui les recouvre doit fermer hermétiquement et empêcher tout passage de l'air. Il faut éviter *absolument* un échauffement trop prononcé du maillot. Il occasionnerait les dangers des applications chaudes. A ce moment-là on devra l'enlever ou le renouveler. On de doit pas abuser des maillots.

Ce que nous venons de dire de ces diverses applications nous parait démontrer suffisamment et d'une façon générale le principe dynamique de l'action de l'eau froide. Pour les autres applications nous renvoyons le lecteur au livre de M. Kneipp.

La *douche fulgurante* n'est pas mentionnée dans le traité de M. Kneipp, mais très fréquemment employée à Worishofen. Cette application est de toutes la plus énergique.

Un jet de très petit diamètre, 4 à 5 millimètres, laisse passer un filet d'eau qui doit sa vitesse et sa pression non à un accroissement dans la chute de l'eau puisqu'elle part de la conduite servant aux autres affusions, mais simplement à la différence de section de l'orifice de sortie. Cette application est faite, à une distance de deux mètres environ, en commençant par les pieds pour remonter graduellement jusqu'au haut du corps et successivement sur sa partie postérieure et antérieure. Elle ne produit pas, comme on pourrait le croire, le saisissement général de la douche ordinaire, mais par un martelage progressif, momentané sur un point limité, elle s'ajoute mécaniquement à l'action du froid de l'eau sur la circulation capillaire. Quand l'état du sujet le permet soit par sa constitution soit par suite d'une amélioration résultant du traitement, cette douche est appliquée à la tête elle-même : à la partie postérieure et supérieure du crâne sur laquelle le jet doit être promené en rond, sur le pourtour extérieur des oreilles, de toute la face, des yeux, de la bouche, du nez, sur les pommettes et sur le front. Jointe aux affusions et applications générales cette douche produit des effets remarquables sur les affections localisées dans les organes de la tête. C'est à son action, entr'autres, qu'est due la résolution rapide des cancers à la langue mentionnés plus haut. Elle était pratiquée deux ou trois fois par jour en dehors des autres affusions.

La durée de la douche fulgurante générale est d'environ *une minute et demie*. Ele doit être pratiquée avec prudence.

PIEDS NUS

Plus une chose est simple et naturelle et partant utile et efficace plus aussi est-elle généralement accueillie avec indifférence, dédain ou ironie et cela avec une persistance dont un peu de réflexion, de bon sens et d'observation ferait prompte justice.

Chacun connaissant plus ou moins le fonctionnement d'une pompe comprendra que l'accroissement du travail, dans ses fonctions, dépend d'abord des résistances à l'aspiration c'est-à-dire de la profondeur de la surface de l'eau à élever et de sa charge, puis de l'élévation ou de la longueur des tuyaux de refoulement. Un autre exemple plus simple établira clairement qu'il est moins pénible de soulever un poids placé sur une table que d'enlever de terre ce même poids pour le déposer sur une table ou l'élever plus haut encore. Les pieds placés à la limite inférieure du corps, sont les organes les plus éloignés du cœur et opposeront le plus de résistance à son action. — Toute cause d'allégement ou d'accroissement de cette résistance, réagira d'abord sur le cœur puis très rapidement sur le reste de l'organisme qui en dépend.

Toute cause utile ou nuisible résultant d'applications froides ou chaudes, si puissantes sur le réseau capillaire, aura sur les pieds des effets plus importants encore.

Les faisceaux capillaires sont répandus sous la plante des pieds dans la proportien énorme d'environ 450 par centimètre carré. L'importance de leur bon fonctionnement s'impose d'elle-même. Les lois de la capillarité s'appliquent aux pieds d'une façon spéciale. La réaction favorable sur tout l'organisme sera certaine et rapide ; elle dépassera toute prévision et augmentera par une pratique suivie et répétée.

Les différents modes de marche pieds-nus, ainsi que diverses applications locales des pieds ont été énumérées plus haut (voir IV).

On peut ajouter d'une façon générale que plus les pieds seront soumis aux conditions *naturelles* plus aussi les résultats favorables sur TOUT l'organisme seront puissants. L'exposition à l'air libre est la plus simple de toutes ; la nature exige l'action de l'air sur le pied ; la récompense de ce léger sacrifice ne se fera pas attendre. Le bas et la chaussure sont imposés, mais ils peuvent être portés dans des conditions facilitant l'accès de l'air et réduisant à un minimum l'échauffement du pied. Toute chaleur stationnaire, aux pieds surtout, est funeste; elle doit circuler et ne circulera que si le sang lui-même circule facilement, c'est-à-dire, si le travail capillaire se fait rapidement. Le bas et la chaussette doivent être légers, perméables à l'air et d'un tissu conservant le moins d'humidité ; le fil remplit ces conditions. La chaussure devra être légère et recouvrir le pied le moins possible. Chacun trouvera dans la journée quelques instants, peut-être au moment du lever et du coucher, pour accorder aux pieds l'action directe de l'air.— L'habitude acquise graduellement de dormir les pieds découverts compléterait les conditions d'hygiène élémentaire sur lesquelles nous insistons spécialement.

L'excès de chaleur, l'inégalité de sa répartition sous les couvertures du lit sont, comme les vêtements trop chauds, essentiellement nuisibles à la circulation du sang.

Il semble démontré que, pendant le sommeil, la quantité d'oxygène absorbé est supérieure au volume d'acide carbonique exhalé. On attribue à l'insuffisance d'oxygène, pendant les heures qui précèdent le réveil, cet état de fatigue, souvent très pénible, qui se fait sentir à ce moment-là ; cette conclusion se justifie, mais, nous avons autant, si ce n'est plus de raison d'admettre que cette fatigue provient aussi de la façon exagérée dont on recouvre, au lit, le corps tout entier, souvent les jambes seules et en particulier les pieds. L'habitude prise d'une couverture égale et légère surtout aux pieds, ou d'arriver à laisser ceux-ci découverts aura des résultats dont chacun pourra se convaincre.

L'exposition des pieds à l'air rencontre une objection. Elle est la cause, pour plus d'un tempérament, de rhumes de cerveau, de maux de gorge, etc. Cette objection est fondée, mais elle ne doit pas être un empêchement. Au contraire. Ces indispositions, qui se montreront généralement au début, sont une preuve de défaut de circulation dans les organes affectés. L'activité dans la circulation même des pieds, en ranimant le mouvement général du sang, provoquera ces indispositions toujours passagères et qui cèderont facilement à quelques applications d'eau froide, telles qu'un grand lavage fait une seule fois, ou répété, dans certains cas, deux ou trois fois à une heure d'intervalle et suivi du séjour dans le lit jusqu'à absorption de l'humidité par la peau. Ce premier tribut payé à l'action de l'air libre sur les pieds rendra pour toujours, à moins de circonstances toutes spéciales, l'organisme rebelle à toutes ces indispositions désagrables et souvent dangereuses.

Tout ce que nous avançons ici est le résultat d'essais et d'observations de tous genres. L'activité de la circulation dans les pieds a une puissance de décongestion qui s'exercera dans tout le corps et en particulier dans la tête.

Le calme, le soulagement de douleurs qui en sont le siège, la facilité de travail en seront la conséquence. Le contrôle en est facile pour chacun. Entr'autres effets surprenants, nous avons, en septembre dernier, éprouvé ceux dus à la marche de quelques instants dans l'herbe mouillée et à l'application une ou deux fois répétée de chaussettes mouillées recouvertes de chaussettes de laine. Il s'agissait de violents maux de dents qui, précédemment et dans des conditions analogues, n'avaient cédé qu'à l'extraction soit du mastic remplissant la dent, soit de la dent elle-même. A la première application, la forte douleur a cessé et, en deux jours, toute sensation pénible a disparu pour ne plus revenir jusqu'ici.

Le fait suivant est concluant. Des circonstances toutes fortuites nous en ont rendu témoin.

C'était en novembre. Les vents froids du Nord alternaient avec les rafales de neige et les pluies fréquentes. La tombée de la nuit groupait dans la salle d'une modeste auberge de Worishofen les éléments sympathiques de notre petit clan. Persans, Viennois, Polonais, Hollandais et moi, au nombre d'une dizaine, nous oubliions, dans quelques heures de bonne intimité, les longueurs de la journée. A ce moment, les hôtes étaient rares ; chacun préférait rester chez soi.

Un soir, vers huit heures, la fin de notre repas fut troublée par un vacarme subit et imprévu.

Un jeune homme, d'une vingtaine d'années, en proie à une violente crise cérébrale, roulait sous une table en projetant, d'un coup de pied, le lourd banc sur lequel il était assis. Tantôt debout, tantôt couché, le malheureux se livrait à des mouvements désordonnés. Nous cherchions à les contenir pour lui éviter des accidents sérieux. Le cou et la poitrine avaient été aussitôt débarrassés de toute gêne. Par exception, ce soir là, un médecin était venu nous rejoindre. Nous le laissions agir. Le moindre attouchement de la poitrine pro-

voquait chez le malade des hurlements violents, et toute
application d'eau froide à la tête, en arrosements ou en compresses, redoublait les accès. Ces crises, comme nous
l'apprîmes, duraient généralement toute la nuit. Au bout de
trois quarts d'heure, fatigués d'une lutte sans résultat,
nous fîmes venir trois ou quatre paysans pour nous rem-
placer et profiter du premier moment d'accalmie qui permet-
trait de ramener le malade chez lui. Vers neuf heures, un
nouveau personnage entrait dans la salle. C'était le facteur
postal, un gaillard éveillé et actif. « Il faut le déchausser »,
s'écria-t-il aussitôt! « Opérez, » lui dis-je tout en tenant les
jambes du malade. Le malheureux portait des bottes ferrées !
Non sans peine, bottes et chaussettes furent enlevées et les
pieds mis à nu.

Instantanément, la crise cessa.

Quelques applications d'eau froide et de compresses provo-
quèrent encore de légères secousses. Le malade revint peu à
peu à lui et put être reconduit *nu-pieds* à son domicile.

A deux reprises, nous avions assisté, à Worishofen, à des
crises du même genre. Le malade, étendu sur un lit, était
maintenu par plusieurs hommes, et le médecin requis opérait à
la tête avec l'eau froide en n'obtenant qu'une aggravation dans
l'accès. Nous avons chaque fois constaté la longueur de ces
crises, sans pouvoir en vérifier la durée complète. L'inutilité
d'être présent à ces scènes toujours pénibles à voir nous les
faisait abandonner après un certain temps.

Dans ces deux cas, malheureusement, le facteur postal
n'avait pas paru et l'eau froide, appliquée en dépit du bon
sens, aggravait le mal au lieu de le soulager.

Les circonstances, récemment, nous ont mis en présence
d'une crise analogue. Nous avons, sans tarder, appliqué l'eau
froide aux pieds, au bas des jambes puis aux mains. Le
travail de décongestion de la tête fut rapide et la crise promptement calmée.

LES ENNEMIS DES APPLICATIONS D'EAU FROIDE sont nombreux. La
catégorie qui nous intéresse le plus est composée de ceux-là
mêmes qui ne trouveront que dans son application, soulage-
gement ou guérison. Nous chercherons à prévenir et à dis-
siper leurs craintes. Parmi eux, nous rencontrons d'abord
tous les anémiques. La grande faiblesse, le manque de sang,
enlève toute énergie. Le malade, découragé souvent par des

déceptions nombreuses, refusera l'effort nécessaire à traverser les premières phases possibles de surexcitation, d'énervement et parfois de retour de douleurs assez fortes, mais nécessaires. Tous ces symptômes, *en apparence* inquiétants, toujours passagers, devront *à tout prix être surmontés*. Ils sont forcés. Tout retour vers une circulation normale, toute amélioration dans la masse du sang, arrivé souvent aux dernières limites de l'appauvrissement, provoquera quelques sensations pénibles. Le système nerveux, anémié à l'excès et revivifié, sera particulièrement impressionné.

Pas de défaillance. L'ennemi résistera; à nous de le terrasser en redoublant de persévérance, d'efforts patients et *intelligents*.

La voie nous est tracée; une arme puissante et docile est en nos mains; nous ne devons jamais la lâcher, ni laisser à l'ennemi un instant de répit. Dans une lutte trop pénible, modérons les moyens d'action; en les localisant, nous les ramènerons à des proportions d'une douceur extrême, mais toujours effectives. Nous les rendrons plus énergiques dès que cela nous sera possible.

La durée du traitement peut se prolonger. Les mois peuvent succéder aux semaines. Persévérons. Les résultats se feront sentir à un moment donné; ils seront alors réels et durables. Le traitement dépendra de l'ancienneté du mal et de causes souvent héréditaires. Un mal remontant à plusieurs années ne peut céder en quelques semaines. Des organes essentiellement délicats, les yeux par exemple, certains cas d'anémie du cerveau, avec leurs symptômes si capricieux, ne pourront éprouver une amélioration sensible que lorsque l'organisme tout entier aura atteint un certain degré de régénération. Tout mieux ressenti sera un gain acquis et certain; toute amélioration qui suivra sera plus facile et plus rapide.

Nous avons connu toutes ces phases de lutte, dans des conditions souvent pénibles; de nombreux malades les ont surmontées. Toujours nous avons été soutenu par notre connaissance de l'action de l'eau et la confiance dans les résultats que nos recherches nous faisaient entrevoir et qui, aujourd'hui, sont pour nous un fait certain et démontré. Cette confiance, nous l'avons fait partager à plus d'un malade.

Une autre catégorie d'ennemis comprend ceux qui ont pour parti pris de tout dénigrer, dont le mobile est l'inertie, qui n'approfondissent rien et sont toujours sur le chemin d'une vérité pour contrecarrer brutalement sa diffusion. Ils forment souvent une majorité; mais nous ne nous en occuperons pas.

IX

Du régime à suivre. — Tout traitement est secondé par le régime. Quelques points de celui conseillé par M. Kneipp doivent être mentionnés. Très simple, il a le grand avantage d'être puissamment facilité par l'usage de l'eau froide, à la condition de ne pas essuyer le corps. Un point essentiel du régime consiste à n'absorber, en mangeant, que très peu ou même point de liquides. Cette habitude s'acquiert en peu de temps, sans grande difficulté, grâce au repos que l'eau froide procure à l'organisme et au liquide absorbé par les pores de la peau. Il est en effet essentiel à toute bonne digestion de laisser aux sucs de l'estomac toute leur force en les liquéfiant le moins possible et à l'estomac toute sa puissance de contraction qu'affaiblirait un trop grand volume de liquide absorbé. Si la soif se fait sentir, il est préférable de la calmer quelque temps avant le repas ou deux à trois heures après, lorsque la digestion sera terminée.

L'absorption du liquide sera modérée.

Les aliments doivent être simples. Le lait forme la base de toute alimentation, puis vient le pain fait avec TOUT le grain, froment ou seigle, ou un mélange de l'un et de l'autre. Séché à l'air ou au four, ce pain préparé en panade, soit avec du lait, de l'eau ou du bouillon, constitue un des aliments les plus recommandés. Toute viande doit être *bien cuite* ; la viande saignante doit être évitée. Elle échauffe l'estomac et s'assimile mal. Contrairement à l'opinion générale, qui préconise la viande saignante comme contenant plus de principes fortifiants, cette recommandation est d'une vérité absolue. En effet : notre premier ennemi est le sang veineux. Il serait non seulement dangereux pour l'estomac, mais toutes les fonctions de notre organisme tendent à l'éliminer.

C'est ce sang veineux qui forme la partie principale de la viande saignante et c'est imprégnée de sang veineux que nous lui demanderions de devenir l'alimentation la plus substantielle et la plus assimilable pour l'estomac ? La contradiction est évidente. On peut conclure que le goût répandu de la

viande saignante est la preuve d'un estomac malade. D'ailleurs, bien qu'absorbée en quantité, cette viande satisfait peu
la faim ; elle excite la soif ; tandis que peu de viande bien
cuite suffit à nous nourrir. La première ne s'assimile pas ou
s'assimile mal ; de là l'échauffement qu'elle provoque. La
cuisson, en enlevant au sang veineux ses propriétés nuisibles,
rend la viande d'une digestion plus facile.

Le jugement de M. Kneipp se trouve encore confirmé ici par
un raisonnement dont l'observation des faits prouve d'ailleurs
le bien-fondé.

X

Un parallèle s'impose. — Notre organisme est simple
dans ses fonctions. Simples aussi doivent être les moyens
d'en entretenir ou d'en rétablir l'équilibre.

L'eau froide emploie comme seul agent le sang qui lui-
même bénéficiera à son tour de son action régénératrice.

Plus occupée du mal local que de l'organisme entier dont il
dépend, la médecine, par ses remèdes devenus pour la plupart
des poisons violents et dangereux, n'aboutit qu'à un soulagement partiel et apparent : *elle poursuit le mal dans l'organisme,
elle ne l'en élimine pas.*

Le mal, plus ou moins neutralisé par la portion soi-disant
effective du remède, ne risque-t-il pas de se localiser dans
une partie quelconque de l'organisme, *sous une forme plus
dangereuse encore;* de s'y développer pendant un temps plus
ou moins long et de se déclarer, après avoir causé déjà, *à
l'état latent,* des ravages souvent irréparables ?

Que devient le surplus du médicament employé ? Notre
réseau capillaire pourrait nous donner une réponse bien précise. Son action, en tout cas, sera nuisible, si elle n'est pas
fatale. Combien les suites de maladies nombreuses, supposées
guéries, donnent une preuve irrécusable du travail latent et
des conséquences désastreuses du mal lui-même se réveillant
sous une forme ou sous une autre et, le plus souvent, du
remède employé ou du traitement appliqué.

Quel que soit le point de vue auquel on l'envisage, notre
organisme est une machine soumise, en première ligne, aux
lois mécaniques générales.

En voulant soulager la partie, trop souvent on compromet le tout. De tels procédés sont contraires à ces lois. Les résultats atteints en sont une preuve.

Les organes digestifs, les premiers en souffrance, sont fatalement condamnés à servir de creusets et de laboratoire à cette chimie physiologique qui, malgré tant d'essais et tant de preuves acquises, persiste à vouloir nous faire digérer des substances rebelles à toute assimilation.

Attaqué ainsi à sa source même, qu'en résultera-t-il pour le sang ? Un appauvrissement plus progressif, souvent rapide, un état de débilité et d'affaiblissement, conditions éminement propres au développement rapide des ferments malsains, de microbes de tous genres, et par dessus tout, à l'action du froid, contre lequel toute résistance devient impossible.

La mécanique physiologique étudie les moyens certains tendant à *extirper* le mal de l'organisme en utilisant ses fonctions naturelles et *en fortifiant* ce dernier ; elle s'oppose à toute chimie physiologique qui, par l'emploi de remèdes dangereux, poursuit ce mal, le rend souvent plus dangereux en le transformant sans l'éliminer et *en affaiblissant l'organisme.*

XI

Impressions personnelles :

Quelle que soit la répugnance qui s'attache à l'exposé de faits tout personnels, mon cas peut être utile à d'autres. J'en parlerai sommairement. Il justifiera mes appréciations et un ressentiment qui est partagé, pour ce qui les concerne, par des milliers de malades. Je serais en droit de lui donner libre cours ; mais mon but n'est pas ici d'accuser, si cela m'est possible, mais de venir en aide à d'autres.

Point n'est besoin d'un grand effort d'intelligence pour être conscient, en peu de temps, des effets de médicaments prescrits ou imposés ou de traitements ordonnés.

Bien des années de souffrances continuelles, d'insomnies persistantes, d'un état de faiblesse progressif rendant impossible tout travail suivi, avaient provoqué chez moi, dès le printemps 1886, une série de douleurs très vives se renouvellant chaque année sous des formes diverses : rhumatismes aigus ; bronchite, érysipèle à la tête. Chaque crise, plus prononcée et plus longue que la précédente, semblait, en aggravant mon état, devoir reculer indéfiniment tout espoir de relèvement. L'effondrement général fut précipité par l'influenza de l'hiver 1890. Quel fut, sans m'arrêter aux années qui l'ont précédée, le rôle de la médecine durant toute cette période ? Je suis en mesure d'en parler pertinemment. L'arsenic, les iodures et surtout le bromure de potassium me furent administrés à doses telles que les effets produits me forcèrent d'y renoncer. Une cure à Lamalou (Hérault), faite cette même année sur le conseil d'un ami, me rendit le sommeil dont j'étais privé depuis près de 10 ans. Mais ce mieux ne fut que passager.

Au mois de novembre, je consultai, à Paris, la plus haute sommité à laquelle, dans mon cas, je pouvais m'adresser. On me prescrivit un traitement *interne* de trois mois au bromure de sodium et autres remèdes avec quelques applications externes d'iode. Les doses absorbées dans ces trois mois furent importantes ; le compte de pharmacie (fr. 265) en est une preuve. Résultats : négatifs, aggravation du mal, affaiblissement plus prononcé. Deux nouvelles cures à Lamalou prescrites dans l'année, comme complément à ce traitement, n'eurent qu'un résultat médiocre et chaque fois moins prononcé. La vue suivait l'état général et s'était rapidement affaiblie. Au printemps 1887, je consultai, à Paris, trois oculistes bien connus. Les deux premiers me donnèrent un diagnostic alarmant et un traitement contradictoire. Je fus forcé de recourir à l'avis du troisième. Il s'accorda avec le second : l'électricité, sur laquelle insistait le premier, fit place à l'emploi de verres spéciaux. Ces oculistes écartèrent toute idée de rendre à la vue quelque vigueur en cherchant à fortifier l'organisme entier. Ma demande sur ce point était dictée par le bon sens le plus élémentaire, mais ils se bornèrent à localiser entièrement le traitement. Les verres rendirent la vue momentanément plus distincte, mais elle s'affaiblissait d'année en année ; le mal n'était pas écarté.

Dans une forte bronchite au printemps 1888, je mis promptement de côté des médicaments prescrits, tels que la codéine, la morphine, et plus tard, surtout les capsules de créosote, un vrai destructeur de l'estomac. Tous me firent du mal; le bon sens me prescrivait de les écarter. Trois mois suffirent à peine à me remettre de ce mal.

Le traitement à la fin de l'hiver 1889, pendant un érysipèle à la tête, mérite d'être mentionné. Il reste pour moi inexplicable et c'est un exemple des procédés contre-nature employés par la médecine. Nous y sommes tous exposés. Ils sont pour moi une preuve ou d'un examen superficiel ou d'un manque de connaissances joint à une ignorance complète de moyens d'action surs et précis.

L'essai de résoudre le mal par des onguents mercuriels fut malheureux comme résultats.

Sous de chaudes couvertures, toujours les mêmes, j'étais en proie à des douleurs intenses et continues dans la tête, à une forte fièvre et à de longues nuits de délire. Une soif violente était partiellement calmée par des libations autorisées d'eau de Saint-Galmier. Autant de causes d'affaiblissement prononcé et de perturbations dans des fonctions importantes à surveiller. Défense de changer de linge de corps. Pendant douze jours ou plus, la même chemise de laine ! La situation était intolérable ; les fonctions de la peau semblaient avoir remplacé celle des reins ! Combien quelques chemises ou compresses mouillées, appliquées dès le début, eussent modifié cette situation, contribué à une convalescence rapide et conservé de la force à l'organisme. La nature les réclamait, mais elle n'était comprise de personne. Les suites de cette nouvelle secousse ont persisté et l'influenza a trouvé un terrain propice pour précipiter l'état général.

L'influenza ! ce mal soit disant nouveau qui fit tant de ravages cède cependant rapidement, pris au début, à l'action de l'eau froide.

Je persistai, depuis le mois de juin 1889, dans l'emploi régulier des douches froides. Nous étions en 1890, le mois de mai et le retour du printemps me faisaient espérer quelqu'amélioration. Mais mon état empirait et malgré mon découragement, j'allai de nouveau trouver un médecin. Le hasard me favorisa et me fit rencontrer un homme d'une bienveillance extrême et d'une science sérieuse. La discrétion me force, malgré moi, de taire son nom. Un examen long et consciencieux, les éclaircissements minutieux sur mon état, son origine et ses conséquences me donna confiance dans son diagnostic. Cette confiance s'affermit devant la suppression de tous les remèdes prescrits antérieurement. Quelques gouttes stimulantes pour l'estomac, un régime sévère et la continuation des douches formèrent le traitement prescrit.

Ce diagnostic me suffisait ; malheureusement, cédant aux avis pressants de quelques amis, je me décidai à le faire contrôler par le spécialiste le plus en renom à Paris. J'attendis 17 jours le rendez-vous demandé. Le résultat de cette consultation fut une nouvelle prescription de remèdes divers. Tous me firent du mal. La strichnine en particulier. Je persistai à la prendre pendant un mois, malgré l'état déplorable, dangereux même où elle me mettait. J'avais dans la renommée de celui qui me l'avait prescrite, comme un regain de confiance. Elle ne fut pas longue. Si le régime avait une tendance évidente à me remonter, les remèdes me firent grand mal, et les douches prescrites trop violentes, bien que très courtes, contribuaient à m'enlever graduellement mes forces. Je passe, pour abréger, sur quelques détails de cette dernière consultation ; l'occasion me permettra peut-être d'y revenir un jour ou l'autre. Elle a eu, en tous cas, sur moi, comme effet radical, de me guérir de toute envie de recourir désormais à l'emploi d'un remède interne en dehors des quelques simples recommandés par M. Kneipp.

Ceux-ci ont fait leur preuve tant par leur efficacité que par l'absence de danger qu'ils présentent. Je ne puis assez recommander à chacun la lecture de la partie du livre qui en parle.

Quant aux remèdes minéraux, tous sont autant d'éléments de destruction pour le sang.

Les remèdes, soi-disant calmants, réserveront toujours, par leur réaction forcée, à tout organisme, un contre-coup final nuisible, bien plus prononcé et durable que le soulagement court et trompeur qu'on cherche à lui procurer.

Ceci peut être affirmé sans réserve. Aucune *action* n'existe sans déterminer une *réaction* parfois plus forte, comme conséquences, que l'action qui l'a engendrée. Les lois élémentaires de mécanique sont précises à cet égard.

Bien plus, tout calmant, par suite de son action sur le système nerveux, aura un effet nuisible et souvent fatal sur les organes d'élimination, dont le bon fonctionnement, dans tout traitement rationnel, doit passer en première ligne. Ce traitement prescrit comme règle : éliminer d'abord, alimenter ensuite.

MON SÉJOUR A WORISHOFEN. — Les premiers jours de septembre j'arrivais à Worishofen, dans des conditions fort décourageantes ; mais j'y ai rencontré des malades plus à plaindre que moi et des convalescences faites pour redonner espoir et courage.

Dès la seconde semaine, je ressentis les premiers effets du raitement. Il consistait en deux affusions par jour, variées et toujours alternées. Des promenades nu-pieds le matin, dans la rosée, plus tard sur la gelée et dans la neige fraichement tombée. Dans la journée ces promenades nu-pieds, avec repos forcés, duraient plusieurs heures. Les forces revenaient. Malgré des alternatives souvent très pénibles de haut et de bas, un progrès réel suivait une voie bien tracée. La lutte était très marquée ; le mal résistait à la puissance du traitement. Ce dernier gagnait insensiblement du terrain. Son action était progressive et certaine. Les membres reprenaient de la vigueur, les chairs s'affermissaient. Un embonpoint anormal et les transpirations abondantes diminuaient. Au bout de 7 à 8 semaines, la fatigue de tête et les douleurs de dos suivirent le mieux-être général. Quelques douches fulgurantes avaient été appliquées à la tête dès la 6me semaine et, plus tard, des affusions à la tête jointes à l'affusion supérieure. Le sommeil reparaissait par intermittence et tendait à se régulariser. La vue acquit plus de force ; j'avais abandonné pince-nez et lunettes.

Dès le premier jour, obéissant, non sans quelques hésitations, aux règles prescrites, j'abandonnai la laine en contact avec la peau et la ceinture en laine qui ne me quittait jamais. La grosse toile ou un tricot de lin remplaça la laine, dont je n'ai plus fait dès lors aucun usage. Les premiers froids sont venus ; je n'en ai ressenti aucun effet. La toux et l'oppression qui, depuis bien des années, ne me quittaient pas de tout l'hiver, furent à peine sensibles et de courte durée. Elles provenaient d'ailleurs, cette fois-ci, de causes spéciales. L'hiver, à Paris aussi, était rude, et cependant je n'opposais au froid que des vêtements de demi-saison et même d'été. Chaque matin, j'étais fidèle au lavage complet suivi d'un repos au lit pour favoriser le travail de l'eau. L'exercice eût été préférable. Mais, en hiver, il est difficile ; les heures matinales sont obscures. Retarder le lavage entraîne une perte de temps. Toutefois, quand les circonstances le permettaient, l'exercice remplaçait le lit. Parfois, ces lavages furent répétés deux ou trois fois à une heure d'intervalle environ, quand un mal de gorge ou un rhume de cerveau semblait vouloir persister.

La décongestion se faisait immédiatement et le mal disparais-
sait. Dans ces cas, la cravate et les chaussettes mouillées ne
trompent jamais. On peut les faire sans hésitation.

En dehors des maux anciens, persistants, chacun est sujet
à une grande variété de douleurs subites qu'un rien provoque.
L'application de l'eau froide est un moyen sûr de s'en débarrasser. Worishofen est loin. Son accès, impossible à la grande
majorité, devient même très-difficile par l'affluence des malades, par l'impossibilité où se trouvera M. Kneipp de jeter
même un coup-d'œil sur chacun d'eux.

Ces difficultés ne doivent pas être un obstacle à l'application
de la méthode. Elle s'adresse à l'intelligence et à la réflexion
de chacun. La confiance ne tardera pas à gagner les plus
hésitants.

Elle sera puissamment utile entre les mains d'un médecin
qui voudra bien l'étudier, en saisir bien le mécanisme, et lui
apporter le concours *sérieux et consciencieux* de son expérience
et de sa pratique. Toute idée préconçue ou tout parti-pris doit
être mis de côté. Qu'on nous débarrasse donc des remèdes
sans effet salutaire et dangereux. Les lois naturelles bien
étudiées récompenseront les efforts d'une observation patiente
et persévérante. Soyons simples avant tout. La nature nous
en donne l'exemple.

L'eau froide dans la scarlatine. — Le 20 avril, mon fils, âgé de
13 ans, se réveilla avec une forte fièvre, des maux de tête et de
poitrine. Il avait beaucoup toussé le soir avant et dans la nuit.
Je n'hésitai pas et appliquai l'eau froide. L'enfant avait déjà
fait son grand lavage de chaque jour. J'appliquai tout le matin
des cravates alternées avec des chaussettes mouillées. La
fièvre et l'agitation augmentaient. Je passai aux chemises
mouillées, puis aux grands lavages. Du vinaigre était ajouté
à l'eau. La fièvre suivait son cours ; mais, à chaque accès,
l'application mouillée la maîtrisait. L'éruption, bien marquée,
se faisait dans de bonnes conditions. Le médecin, appelé le
lendemain soir, constata la scarlatine. Les applications d'eau
froide ne s'accordaient pas avec les principes de la médecine.
Elle persiste à voir dans leur action une cause de refroidissement. Je n'en étais pas réduit à cette opinion-là. La fièvre
revint par accès violent pendant la nuit, malgré une potion
calmante. La boisson ne soulageait pas la soif. Les lavages
avaient bien agi jusqu'ici ; l'enfant les aimait et les réclamait

de nouveau avec insistance. Sa respiration haletante, son haleine brûlante et tout son petit corps si agité semblaient être un ordre, un cri de la nature. Mon hésitation passagère céda. Je lavai l'enfant, sous ses draps, avec de l'eau très froide additionnée de vinaigre. Sur cette peau brûlante, l'eau séchait sous l'éponge. Le lavage fut rapide et les couvertures remises en place. L'enfant était calmé et dormit quelques heures. Les lavages furent continués et toujours avec le meilleur résultat. Parfois, la cravate, alternée avec les chaussettes mouillées, calmait le mal de gorge que provoquait une toux trop fatigante.

Malgré la faiblesse inhérente au mal, la gaieté revenait et, avec elle, l'appétit. Grâce à l'eau, pas de sensations de froid. Dans la chambre voisine, la mienne, la fenêtre était ouverte tout le jour et entr'ouverte la nuit. L'air nous est nécessaire, comme premier élément; l'emploi de l'eau nous rend aptes à le supporter.

Chaque lavage donnait une preuve de la quantité d'impuretés rejetées par la peau. Le retour naturel de fonctions essentielles, interrompues pendant quelques jours, a été provoqué par des applications externes de l'eau, générales ou locales. En agissant en dehors des préceptes de la médecine, je regretterais sincèrement d'avoir pu froisser un médecin dévoué et bienveillant. Mais je savais ce que, pour mon enfant, je pouvais attendre de l'eau froide.

Mon second fils, âgé de 10 ans et demi, a échappé à la contagion, bien qu'habitant le même appartement; il était dans les conditions les plus favorables à la prendre. Comme mesure préventive, je lui fis, chaque semaine, un demi-maillot d'eau et de vinaigre. Cette application a une action puissante; il y a toute raison d'admettre que cette mesure n'a pas été étrangère à la bonne santé de l'enfant. Il mâchait, en outre, chaque jour, quelques grains de genièvre. Le vinaigre ajouté à l'eau en augmente le pouvoir extractif et a la propriété d'ouvrir mieux les pores de la peau. Il en est de même du sel ajouté à certains maillots chauds employés dans des cas spéciaux. Cet effet pourrait être démontré, mais ceci nous entraînerait trop loin.

XII.

L'eau froide comme moyen préventif. Son rôle dans l'éducation. — Il ne suffit pas de soulager ou de guérir. Un point plus important encore est de prévenir le mal, de l'étouffer dans son germe, de régénérer l'enfant qui grandit, de le fortifier, de l'endurcir au froid.

Pour atteindre ce but, les principes de M. Kneipp sont inappréciables.

Tous sont simples, faciles à appliquer, à la portée de tous et de toutes les bourses. « *Ma cure d'eau* » les développe avec clarté.

Comme premier moyen, le plus important peut-être, elle recommande la marche nu-pieds et, en général, les applications aux pieds. L'usage impose la chaussure, mais la nature exige l'action de l'air libre sur la peau.

Faisons deux parts et accordons à la nature le plus que nous pourrons, les résultats ne se feront pas longtemps attendre. Ils seront puissants.

Un vœu s'impose, important, urgent.

Les exercices physiques, les jeux athlétiques, si répandus en Angleterre, ont pénétré dans quelques collèges et dans quelques lycées, mais l'élément le plus important manque à ce retour vers des coutumes trop longtemps négligées. L'eau froide réclame ses droits.

Elle est la base de toute réforme physique, de toute régénération sérieuse et durable. L'ouvrage de M. Kneipp en présente l'application dans sa forme la plus simple mais aussi la plus utile et la plus efficace.

Point de frais, point de perte de temps et résultats certains. La gaieté, l'entrain au travail, le repos de la tête et de tout le système nerveux seront chez l'enfant; et A TOUT AGE, la conséquence d'applications sainement comprises et simplement ordonnées.

Un premier vœu s'adresse à tous les hommes dévoués à l'éducation : attirer leur attention sur l'œuvre de M. Kneipp et voir une mise en pratique immédiate suivre la lecture de son ouvrage.

Les installations les plus simples permettent d'atteindre ce but.

En parcourant les quartiers les plus populeux de Paris, et

malgré les soins apportés au développement des écoles communales, chacun peut se convaincre que l'air, en quantité et en qualité, manque à ces écoles, à leurs cours, à leurs préaux. L'enfant y travaille et y joue à un âge où le besoin d'air est urgent. A cet âge, son organisme souple et docile se prêterait, dans des conditions spécialement favorables, à l'action de l'eau froide. Elle compenserait en grande partie l'insuffisance et la mauvaise qualité de l'air. Elle le préparerait à une lutte facile contre les influences extérieures. Un examen judicieux apporterait une modification des plus salutaires aux vêtements imposés à l'enfant. Ils sont pour lui non seulement une gêne, mais ils sont nuisibles. En hiver surtout, pendant leurs jeux, de lourdes et hautes bottines emprisonnent leurs pieds ; la cravate et la pèlerine, généralement à capuchon, ne quittent le plus souvent ni leur cou, ni leurs épaules. Plus d'un chercherait à se débarrasser de ces accessoires incommodes pour le jeu, mais un surveillant bien intentionné s'y oppose.

Si un barbotage des pieds dans l'eau froide, pendant quelques minutes, précédait ses jeux, l'enfant en tirerait, sans perte de temps, un profit inappréciable. Les vêtements superflus, mal répartis et nuisibles, seraient bientôt mis de côté. Le cou libre et bien exposé à l'air, les épaules dégagées d'un excès de chaleur dangereux complèteraient les bons effets d'un recouvrement du pied le plus léger possible.

Cette action bienfaisante serait accrue par l'habitude que prendrait l'enfant, chez lui, de rester nu-pieds pendant son travail.

Ce que nous disons des écoles communales s'applique naturellement aux écoles particulières, aux collèges et aux lycées. Cette question s'impose aux enfants des deux sexes. L'air, l'eau froide et l'exercice sont essentiels au développement de l'un et de l'autre.

Le surmenage presque nécessaire dans les études y trouvera une compensation forcée.

Des omnibus, chaque jour, emmènent à leurs pensions de nombreuses jeunes filles. En hiver, toutes leurs fenêtres sont closes, une forte buée en ternit les vitres. On peut se demander à quel moment ces enfants respirent un air vivifiant, comment leur circulation se ranime et se fortifie. Les années se suivent, l'anémie déjà héréditaire augmente de plus en plus. Le fer est prescrit ; on connaît ses effets. Il ne s'assimile pas ; abîme les organes digestifs ; mais on le prescrit quand même. La formule l'exige ! D'autres remèdes lui succèdent. Et l'eau ? L'eau qui coule du moindre robinet dans chaque maison, l'air, même dénaturé, la nature ne les prescrit-elle pas ? Ne vaut-elle pas plus que la formule ?

Quand verra-t-on le bain de pieds tiède traditionnel de chaque semaine, remplacé par l'immersion fréquente des pieds dans l'eau froide ? L'analyse que nous en avons faite donne une preuve précise de son action.

Nous n'osons entrer ici dans certains détails, mais le bain de pieds froid remplacé graduellement par l'immersion des jambes, produit des effets spéciaux et remarquables.

Le résultat moral suivra de près l'effet physique.

A Paris, comme dans bien des villes, l'eau d'une qualité médiocre est souvent malsaine. Pourquoi, dans ces cas-là, n'en pas faire un usage externe fréquent, qui remplacera l'effet, généralement trompeur pour la soif, de l'absorption interne ?

Bien plus, cet usage externe de l'eau calmera peu à peu une soif exagérée, tempérera, nous en sommes certains, l'abus des boissons alcooliques en particulier. En agissant sur l'enfant, on travaille pour son avenir ; l'adulte en bénéficiera. Les parents ne resteront pas indifférents aux résultats qu'ils observeront chez leurs enfants. Un premier essai ne restera pas isolé. Plus d'un ouvrier, en se rendant à son travail, renoncera insensiblement et *par goût* au verre de liqueur déplorable dont il croit avoir besoin et qui le trompe.

Il sentira peu à peu sous l'action de l'eau les effets d'une chaleur et d'un stimulant bien plus réels.

Au moment où les questions sociales préoccupent au premier chef tous les pays, chacun dans sa sphère doit s'efforcer de réaliser quelque chose en faveur de l'ouvrier. Bien des palliatifs sont proposés ; tous partent d'un intérêt puissant et tendant à prévenir une catastrophe menaçante.

Nulle part nous ne voyons agiter la question de la santé publique. Elle prime toutes les autres, cependant. Le remède est là, il coule à nos pieds souvent gratuitement. En hiver surtout, alors qu'un modeste salaire est particulièrement mis à contribution, l'eau se présente dans les conditions les plus favorables à son application.

Que coûterait à l'Assistance publique de nombreuses installations d'eau froide ? Elle retrouverait dans les résultats obtenus une compensation certaine aux dépenses relativement faibles qu'elle s'imposerait.

L'ouvrier en passant, et sans perte de temps, pourrait bénéficier gratuitement ou à frais minime de ces installations. Les conditions mêmes du traitement imposent la rapidité ; l'économie de temps est forcée, les moyens employés jusqu'ici, essuyage et friction, sont supprimés. Toute l'opération exigerait à peine cinq minutes. Le temps de se rendre au travail suffirait à la réaction et à l'absorption de l'eau ; bien des travaux même favoriseraient l'une et l'autre.

Nous nous bornons à soulever ces questions sans nous étendre à des développements plus étendus et nécessaires.

Notre premier but est d'attirer, sans retard, l'attention de tous et spécialement de ceux qui souffrent sur l'arme puissante et si simple que la méthode de M. Kneipp met à notre disposition, montrer que cette méthode peut être défendue sur le terrain scientifique, qu'elle est le complément forcé de la science elle-même.

Un seul chemin conduit à la vérité ; c'est la voie la plus courte et partant la plus simple. Seule la nature peut nous l'indiquer. Toute ligne qui s'en écarte conduit à l'erreur, et cette erreur augmente en s'éloignant du point de départ.

Si le génie se manifeste dans une juste interprétation de la nature, c'est dans la réalisation et la découverte du simple qu'il montre toute sa puissance.

A. Sandoz

INGÉNIEUR

Paris, Juin 1891. — 1, rue Lincoln.

TABLE DES MATIÈRES

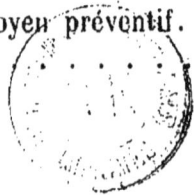

www.ingramcontent.com/pod-product-compliance
Lightning Source LLC
Chambersburg PA
CBHW030932220326
41521CB00039B/2231